Kosmetik aus dem Küchenschrank

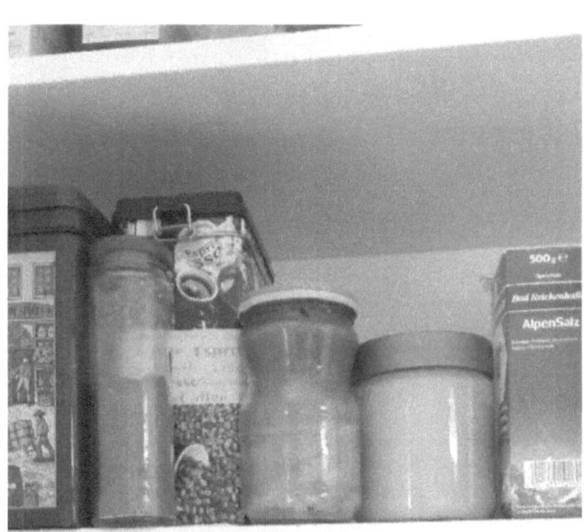

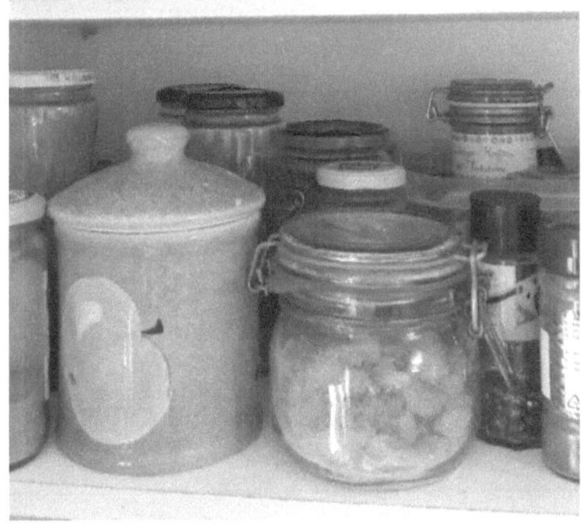

CORNELIA WRIEDT

INHALT

Kosmetik aus dem Küchenschrank

Tu deinem Leib etwas Gutes, damit deine Seele Lust hat darin zu wohnen.

Teresa von Avila

Kosmetik ist teuer und bei ihrer Entwicklung spielen oft unnötige Tierversuche eine tragende Rolle.

Unsere Großmütter wussten sich mit recht einfachen Mitteln bei der Schönheitspflege zu helfen. Diese finden sich auch heute noch beinahe in jedem Küchenschrank. Sicher mag man meinen Argumenten entgegenhalten, dass es sich hier um Lebensmittel handelt. Aber die verwendeten Mengen sind recht klein und stehen in keinem Verhältnis zu denen, die tagtäglich in die Biotonne wandern.

Die folgenden Vorschläge habe ich im Rahmen eines Vortrages an der Volkshochschule zusammengetragen. (Und natürlich vorher ausprobiert). Weil wir bei diesem Kurs so viel Spaß hatten, glaube ich, dass es sich für alle, die auf der Suche nach dem Einfachen sind, lohnt, mal einen Blick auf meine Aufzählung zu werfen.

Meine Kriterien für die Auswahl waren eigentlich zwei Punkte: Es soll schnell gehen und nicht viele Umstände machen. Daher kann man fast alles (bis auf zwei oder drei Sachen) sofort anwenden.

Weil Haut aber nicht gleich Haut ist, sollte man seine ersten Kosmetikexperimente niemals vor einem wichtigen Termin durchführen. Selbst wenn man nur eine Augenkompresse aus Schwarztee ausprobiert: beim ersten Mal ist es sicherer, das an einem Tag zu tun, an dem man am Abend nicht ausgeht.

Wenn man einmal weiß, wie die Haut worauf reagiert, ist das alles kein Problem mehr. Nur beim allerersten Versuch sollte man bitte im eigenen Interesse erst einmal Vorsicht walten lassen.

Hinweis: Wenn etwas im Wasserbad (oder auch sonst) erwärmt wird, dann bitte zuerst ohne Deckel abkühlen lassen und danach verschließen.

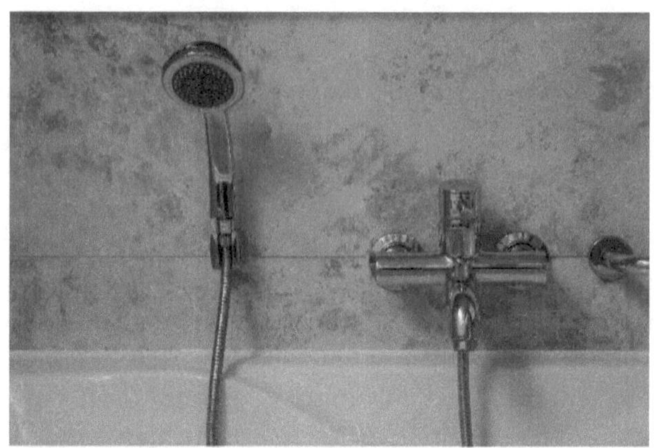

Wohltat in der Badewanne

Meersalzbad
Etwa 50 g pro Liter Badewasser auflösen,
15 bis 20 min bei 30 bis 25 Grad baden, danach lauwarm abduschen
und ½ Stunde ausruhen
- Grobes Meersalz löst sich langsamer auf als die feineren Varianten!

Milchbad
1 Liter Milch erwärmen, 1 Tasse Honig darin auflösen, (event. 1 Teelöffel Weizenkeimöl zum Rückfetten) ins Badewasser geben
- bei sehr trockener Haut: Sahne
- bei fettiger Haut: Buttermilch

Kräuterbad
Aus 100 g getrockneten Kräutern einen kräftigen Sud kochen,
etwa ½ Stunde stehen lassen, abseihen, ins Badewasser
- Rosmarin: aktiviert und glättet die Haut
- Salbei, Thymian: wirken antiseptisch (bei unreiner Haut)
- Dost / Oregano: belebt und stärkt die Abwehrkräfte

Romantisches Badesalz mit Rosenblüten
100 g grobes Meersalz mit 8-10 Tropfen Rosenöl (aus der Apotheke)
und einer Handvoll getrocknete Rosenblätter (aus dem Garten –
keine vom Floristen) in ein Glasgefäß geben und gut verschließen.
Kräftig schütteln. Nach 4-5 Tagen ist alles gut "durchgezogen" und
kann als Badesalz verwendet werden.

Kokosöl-Badezusatz (mit Duft)
Einfach zwei gehäufte Esslöffel Kokosöl ins Badewasser geben. Wer
mag kann noch einige Tropfen eines ätherischen Öls seiner Wahl
hinzufügen.

Entspannungsbad
250 Gramm Ingwer in 4 Liter Wasser aufkochen, abseihen und zum
Badewasser geben.

Lieblingsduft-Pflege-Bad
Ein Liter Molke, einen Schuss Olivenöl und 4 Tropfen des
Lieblingsparfüms in das einlaufende Badewasser geben.

Pfefferminz-Bad (für straffe Haut)
Etwa 150 Gramm Pfefferminzblätter in 4 Liter Wasser aufkochen..
Fünfzehn Minuten ziehen lassen und mit dem Saft einer Zitrone
versehen. Noch warm zum Badewasser geben.

Badeschokolade für die Seele
75 Gramm Kokosfett schmelzen und mit 50 ml Badeöl verrühren. In
einer großen Schüssel 100 Gramm Speisestärke, 200 Gramm
Backpulver und 100 Gramm Zitronensäure mischen und das Fett-Öl-
Gemisch dazugeben. Die Masse portionieren und auf Wunsch mit
Lebensmittelfarbe einfärben. In eine Schokoladenform geben und
fest hineindrücken. Mindestens 48 Stunden trocknen lassen.
Als Alternative für eine Schokoladenform kann man eine rechteckige
Form oder Dose mit eingelegtem Backpapier nehmen.

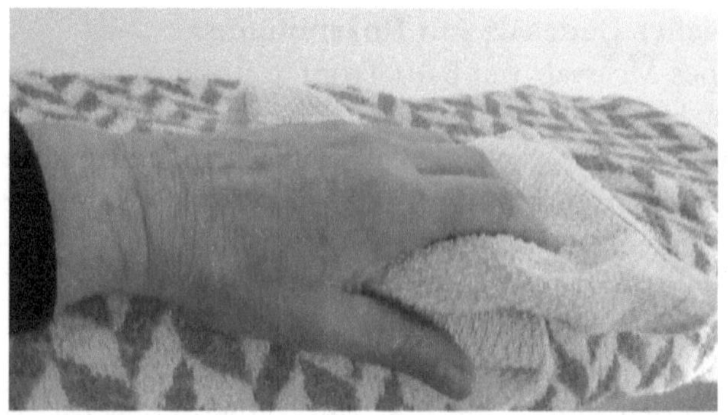

Für die Hände

Kamillenbad
Kamillentee aufgießen, 10 min ziehen lassen,
dann abseihen (oder Beutel) raus,
wenn Temperatur angenehm, dann 10 – 15 min Hände darin baden
bis die Temperatur hand-angenehm ist, kann man das Kamillenbad
auch als Dampfbad für das Gesicht nehmen (Kopf über Schüssel und
Handtuch darüber)

Zucker-Peeling
Eine halbe Tasse Zucker mit dem Saft einer halben Zitrone und zwei
Esslöffeln Olivenöl verrühren. Mit der Masse die feuchten Hände
massieren. Anschließend mit warmen Wasser abspülen.

Honig-Möhren-Handmaske
2 mittelgroße Möhren fein raspeln und mit dem Saft einer (mgl.
Unbehandelten) Orange und einem TL Honig verrühren,
auf beide Hände auftragen und 10 min einwirken lassen, dann
abspülen
- liefert Feuchtigkeit
- kann auch auf Gesicht und Dekolleté aufgetragen werden

Pflege über Nacht
Hände mit 1 Esslöffel Olivenöl einreiben. Dann 2 Esslöffel grobes
Salz dazu nehmen und alles zwei Minuten sanft verreiben.
Anschließend gut abwaschen und trocknen.
Vor Schlafengehen dick mit reichhaltiger Handcreme einreiben.,

dünne Baumwollhandschuhe darüber ziehen und über Nacht
einwirken lassen.

Handcreme

20 g Kakaobutter im Wasserbad erwärmen (nicht kochen). Wenn sie
geschmolzen ist 10 g Sheabutter und 10 ml Mandelöl zugeben. Alles
gut rühren bis eine einheitliche Konsistenz entstanden ist. Abkühlen
lassen, aber dabei immer wieder etwas aufrühren.

Handcreme II

100 ml Olivenöl mit 30 g Bienenwachs im Wasserbad bis zum
Schmelzen erhitzen. Gleichzeitig 100 ml destilliertes Wasser auf die
gleiche Temperatur erwärmen und dazugeben. Gründlich verrühren
und dabei abkühlen lassen.
Bei Bedarf ein paar Tropfen ätherisches Öl für den Duft wie
Lavendel- oder Pfefferminzöl unterrühren.

Oliven-Nagelbad

100 ml Olivenöl und 10-15 Tropfen Teebaumöl in dunkler Flasche
mischen (gut durchschütteln),
etwas von der Mischung auf einen kleinen tiefen Teller geben, Nägel
(Fingerspitzen) 10 min darin baden, dann Hände waschen

Zitronenbad für die Nägel

1 Zitrone auspressen und die Fingerspitzen in den Saft tauchen
(kleiner flacher Teller), nach 10 min abspülen, Hände danach gut
eincremen (Haut trocknet eventuell aus)
- Wer sich keine Arbeit machen will, der drückt einfach die
  Nägel in eine halbe Zitrone

Mandelmilch-Bad für starke Nägel

50 g Mandeln fein Pürieren und mit etwas heißer Milch zu einem Brei
verrühren. In ein Schälchen füllen, etwas abkühlen lassen und die
Nägel für 10 Minuten eintauchen.

Nagelhaut-Entfernung

DieFinger 5 min lang in eine Schale mit lauwarmen Essigwasser
tauchen, weicht die Nagelhaut auf.

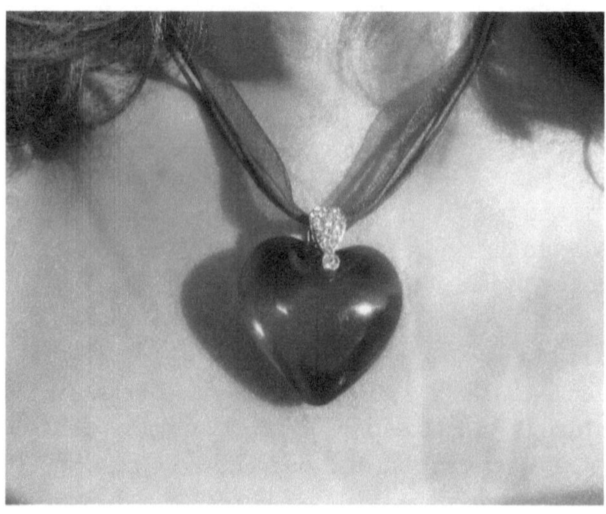

Für die Haut

PEELINGS

- Immer auf die feuchte Haut auftragen

Kaffeesatz

als Körper- und Gesichtspeeling einfach verreiben
pur oder mit Milch, Sahne, Honig oder Olivenöl vermischen

- auch bei Cellulite

Olivenöl-Salz

4 EL grobes Meersalz und 1 El kalt gepresstes Olivenöl mischen bis
ein fester Brei entsteht, Paste auf dem Körper verteilen und
einmassieren, anschließend gut abspülen, hinterher eincremen

- regt die Durchblutung an, mineralisiert die Haut,

Weizenkleie-Peeling

1 Tasse Weizenkleie in 100 ml Buttermilch einrühren, dann 10 ml
Weizenkeimöl dazu geben, leicht einmassieren

Haferflockenpeeling

½ Tasse Haferflocken mit wenig heißem Wasser übergießen damit
eine Art Paste entsteht, verrühren und etwas quellen lassen, in die
Hände einmassieren und nach kurzer Zeit wieder abspielen

Quarkpeeling

50 g Speisequark mit 2 TL Meersalz verrühren, eventuell etwas Weizenkeimöl dazu (für Geschmeidigkeit), einreiben, leicht einmassieren und abspülen

Joghurt-Mandel-Peeling

Drei Esslöffel Naturjoghurt mit drei Esslöffeln geriebenen Mandeln verrühren. Unter der Dusche auf Gesicht und Körper einmassieren. Anschließend warm abduschen.

Peelingseife

70 g Naturseife, 40 g Kokosöl, 10 g Sheabutter (im Bioladen oder online erhältlich) und 20 g Kokosraspel
Seife raspeln, mit Öl und Butter in einer Schüssel im Wasserbad erhitzen. (Wasser nicht kochen lassen), wenn alles geschmolzen und vermischt in Muffin- oder Silikonform gießen und mir Kokosraspeln bestreuen.

Ananas-Peeling

Ananas löst durch ein spezielles Enzym abgestorbene Zellschuppen ab. Unter der Dusche reibt man die rauen Stellen an Knie, Ellenbogen und Fersen einfach mit der Innenseite der Schale ab. Nicht im Gesicht, Dekolleté oder anderen empfindlichen Stellen anwenden. Rötungsgefahr!

ÖLE UND MEHR

Massageöl

- Muss im Sommer vorbereitet werden
- Zur Stärkung des Bindegewebes

50 g Frauenmantelkraut und 50 g Duftrosen mit 300 ml Mandelöl (Speiseöl aus dem Reformhaus) in ein Schraubglas füllen und zwei Wochen in der Sonne stehen lassen und regelmäßig schütteln, danach abfiltern

Traubenkernöl

einfach einmassieren, auch zur täglichen Hautpflege

Außerdem
Öle kann man innerlich und äußerlich anwenden. Besonders positive Wirkungen werden Distelöl, Olivenöl, Weizenkeimöl und Kokosöl zugesprochen.

Anti-Falten-Milch
Zwei Handvoll Brunnenkresse aus dem Garten werden mit einem Liter heißer Milch übergossen. Kurz ziehen lassen und dann abseihen. Ein Baumwolltuch mit Milch tränken und dann auf die betroffenen Stellen legen. Regelmäßig anwenden.

Zitronenwasser
Der Saft einer ausgepressten Zitrone wird mit der gleichen Menge Mineralwasser vermischt. Per Wattebausch auf das Gesicht auftragen. (Augenpartie aussparen) Zehn Minuten einwirken lassen und lauwarm abwaschen.

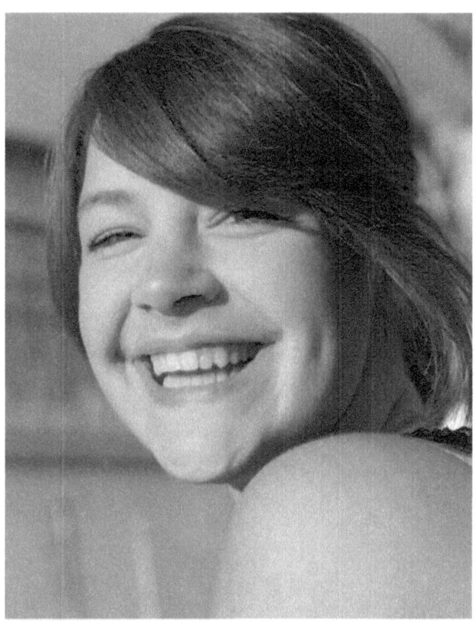

Für das Gesicht

Waschlotion
- muss im Sommer vorbereitet werden
- bei Akne und fettiger Haut

35 g getrocknete Rosenblüten und 35 g getrocknete Kamillenblüten mit 750 ml Apfelessig in ein Glas füllen und 3 – 4 Wochen reifen lassen, dann filtern und in eine Flaschen Abfüllen
- 4 – 6 Monate haltbar
- pur und verdünnt auf einen Wattebausch geben und das Gesicht damit reinigen

Reinigungslotion für den Morgen
Je 2 Esslöffel Vollmilch, Tonerde und Zitronensaft zu einer cremigen Masse verrühren und auf Gesicht und Dekolleté auftragen. Für 20 min einwirken lassen und anschließend mit lauwarmen Wasser abspülen.

Feuchtigkeitslotion
Jeweils 3 Esslöffel Weizenkeimöl, Olivenöl und Sonnenblumenöl mit
4 Eigelb vermischen.. Zuletzt noch 3 Esslöffel Apfelessig hinzugeben
und alles dünn auftragen.

Gesichtscreme mit Kaffee
10 g Lanolin, 5 g Kakaobutter und 5 g Bienenwachs im Wasserbad
schmelzen. Ist alles flüssig geworden sind, das 40 g Mandelöl
hinzugeben weiter erwärmen. 40 ml starker gebrühter Kaffee mit 1
gehäufter Teelöffel Speisestärke vermischen und unter ständigem
Rühren zur Masse gießen. Achtung: Kaffee und Ölmasse sollten die
gleiche Temperatur haben. So lange rühren die Creme lauwarm ist.
Dann abfüllen und erkalten lssen. Nur wenige Tage haltbar.

DAMPFBÄDER

Pfefferminz-Dampf
* bei fettiger, unreiner und grobporiger Haut
entweder 1 Handvoll getrockneter Kräuter oder zwei Teebeutel oder
eine Handvoll frischer, klein gehackter Kräuter
in eine Schüssel geben, ½ Liter heißes Wasser darüber, Kopf mit
Handtuch über die Schüssel
* Vorsicht: der Wasserdampf kann heiß werden – Tuch zum
  Abtrocknen bereit legen

Rosmarin-Dampf
wie Pfefferminzdampfbad, aber mit 2 EL frischen Rosmarin
bei müder und älter wirkender Haut

GESICHTSPACKUNG

Erdbeerblätter-Kompresse
Zwei Handvoll Erdbeerblätter mit ¼ Liter kochendem Wasser
übergießen und 15 Minuten zeihe lassen. Durch ein Sieb geben und
die Blätter dabei auspressen. Ein kleines Handtuch in den Aufguss
geben, gut auswringen und auf das gereinigte Gesicht legen. 15
Minuten drauf lassen
* bei fettiger und unreiner Haut

GESICHTSMASKEN
- Augenpartie immer aussparen!

Heilerde:
1 EL Heilerde mit Wasser vermischen oder einfach den Rest der Heilerde-Haarkur (siehe Haarkur) auf dem Gesicht verteilen, nach 15 min abspülen
- □ wenn man Kieselerde verwendet sieht man aus wie ein „Zombie" – das kommt besonders gut zu Halloween

Hefe:
1 Würfel Bäckerhefe mit wenig Wasser vermischen und auf dem Gesicht verteilen, einwirken lassen bis man das Gefühlt hat, dass die Maske abblättert, dann mit warmen Wasser abwaschen
- Wirklich nur wenig Wasser nehmen , sonst wird die Masse zu dünn
- Meine absolute Lieblingsmaske!

Haferflocken
eine Handvoll Haferflocken, eine Handvoll Sahnequark, etwas Milch zu einer streichfähigen Masse verrühren und auf das Gesicht auftragen, 15 min einwirken lassen, dann abwaschen
- gegen Rötungen und Entzündungen, besonders gut im Winter

Kartoffel-Quark
geraspelte rohe Kartoffeln und Magerquark zu gleichen Teilen mischen und auf das Gesicht auftragen, 15 min einwirken lassen, dann abspülen,
- bei fettiger Haut

Kartoffel-Milch
warme gekochte Kartoffeln zerquetschen mit Milch zu einer streichfähigen Masse verrühren und auf das Gesicht auftragen, 15 min einwirken lassen, dann abspülen
- vermindert Falten

Quark-Honig
10 g Quark, 1 TL Honig und 1 EL Weizenkeimöl (oder Olivenöl oder Mandelöl) verrühren, aufs Gesicht auftragen, 15 min einwirken lassen, dann abspülen lassen
- liefert Feuchtigkeit und erfrischt

Honig-Zitrone
2 Esslöffel flüssigem Honig mit dem Saft einer kleinen Zitrone vermischen und die Maske 20 min nach dem Auftragen einwirken lassen.

Anti-Pickel-Tomate
Eine pürierte Tomate mit 1 Esslöffel Eichenrindepulver verrühren und auf die Stelle auftragen. Eintrocknen lassen und dann abspülen.

Orangenmaske
Eine halbe Orange auspressen und mit einem Teelöffel Honig mischen. Dazu kommen anschließend noch fünf Esslöffel Schlagsahne. Gut verrührt auftragen.

Joghurt-Gurke
3 Esslöffel Joghurt mit einer zerstampften Gurke vermischen. Auftragen und etwa 20 min einwirken lassen.

Schokoladenmaske
Eine Tafel Schokolade schmelzen, in ein Schraubglas geben und erhärten lassen. Danach Olivenöl aufgießen.. Bei Bedarf das Glas ins Wasserbad stellen und Schoki erneut schmelzen lassen. Alles gut umrühren und für ein paar Minuten auftragen. Mit warmen Wasser abspülen.

Anti-Falten-Maske
1 Eiweiß mit etwas Zitronensaft vermengen und gleichmäßig auf das Gesicht auftragen. Einwirken lassen, bis alles getrocknet ist und die Haut zu spannen anfängt, dann abwaschen.

GESICHTSWASSER

Honigwasser
80 ml destilliertes Wasser, 1 Teelöffel Honig und 20 ml Zitronensaft erwärmen. Wenn alles gut vermischt ist abfüllen.

Anti-Mitesser-Pflege
Mit lauwarmen Schafgarbentee Gesicht und Dekolletee reinigen. Anschließend ein Peeling mit Kaffeesatz durchführen und alles mit warmen Wasser abwaschen.

REINIGUNGSMILCH

Grundrezept:
25 ml Distelöl mit 4 g Bienenwachs im Wasserbad erwärmen bis sich beide Teile vermischen. Gut umrühren und 60 ml destilliertes Wasser (das dieselbe Temperatur haben sollte wie das Ölgemisch) langsam unterrühren. Etwa 10 min rühren, abkühlen lassen und vor dem erkalten 10 Tropfen Zitronenöl dazugeben.
Bei trockener Haut: zum Öl und wachs noch 4 g Sheabutter zugeben
Bei fettiger Haut: statt Wasser Kamillentee

MAKE-UP-ENTFERNER

Einfach Vollmilch, Naturjoghurt oder Creme fraiche auf einen Wattepad geben und abschminken. Anschließend mit klarem wasser waschen.

ERSTE HILFE BEI SONNENBRAND

Joghurt Balsam
1 Tropfen Lavendelöl mit 1 Esslöffel Joghurt vermischen und auf die betroffenen Stellen auftragen. Lotion trocknen lassen und dann erst abspülen.

Regenerierende Creme
100 g Haferflocken mit 1 Becher Naturjoghurt und 1 Teelöffel Honig verrühren und auf die geröteten Stellen auftragen. 20 min einwirken lassen und danach vorsichtig abwaschen.

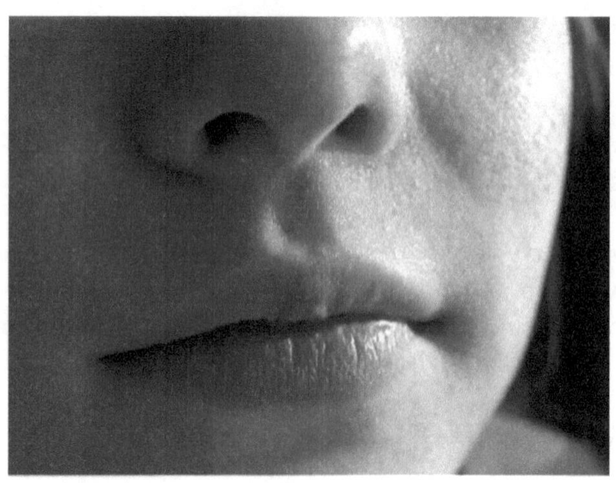

Für die Lippen:

Honig-Balsam

Einfach mal Honig auf die spröden Lippen auftragen. Das macht sie weich und schmeckt dazu noch lecker.

Schoko-Balsam

5 g Bienenwachs, 1 EL Mandelöl ¼ TL Kakaopulver n ein Glas geben und langsam im Wasserbad erwärmen, bis das Wachs vollständig geschmolzen ist. Etwas abkühlen lassen und 20 g Kakaobutter unterrühren. In flache Gläschen füllen und auskühlen lassen.

Kokos-Balsam

20 g Kokosöl und 30 g Sheabutter im Wasserbad erwärmen. Ist alles verschmolzen noch einige Tropfen Mandelöl dazugeben. Gut verrühren und in flache Gläschen füllen.

Lippenpeeling

Je 1 TL Kaffeesatz, Zucker und Kokosöl in einem Schälchen verrühren und auf die Lippen auftragen. Zwei bis drei Minuten einmassieren und dann mit einem feuchten Lappen abwischen.

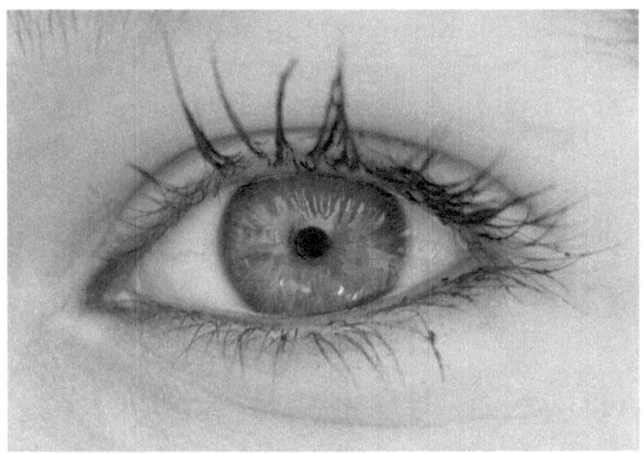

Augenpflege

Kartoffelmaske
rohe Kartoffeln reiben oder auch gekochte Kartoffeln zerquetschen
und auf die geschlossenen Augenlider geben, direkt als Paste oder im
Baumwolltuch

- mildert Augenringe

Gurke
Gurkenscheiben auf die Augenlider legen
- oder einfach beim Gurkenschälen die Schalen auflegen

Schwarztee
Tee abkühlen lassen und ein Baumwolltuch damit tränken oder die
Teebeutel direkt auf die Augenlider legen

Quark
Quark mit etwas Milch verrühren, in ein Baumwolltuch geben und
für 10 min auf die geschlossenen Lider legen

Lindenblütentee
Teebeutel Lindenblütentee mit heißem wasser übergießen. Erwas
abkühlen lassen, ausdrücken und für 10 bis 15 Minuten auf die
Augen geben. Gegen Schwellungen und für einen klaren Blick.

Augenkompresse mit Kamillenblüten
2 Esslöffel Kamillenblüten mit heißem Wasser zu einem dicken Brei
gerührt. Diesen auf ein Leinentuch geben und den Stoff
zusammengefaltet für 10 Minuten auf die Augen legen. Hilft bei bei
müden und geschwollenen Augen.

Augenmaske mit Traubenkernöl (bei trockener Haut)
Wattepads mit Traubenkernöl beträufeln, auf die Augenpartie legen
und leicht andrücken. Zehn Minuten ruhen.

Kaffee-Salbe (bei müden Augen)
Drei Esslöffel Kaffeesatz, 2 Esslöffel Olivenöl und 3 Esslöffel
Kokosöl in einem kleinen Topf erwärmen und eine halbe Stunde auf
kleiner Flamme ziehen lassen. Anschließend durchseien. Noch einmal
2 Esslöffel Kokosöl hinzugeben, alles gut durchrühren und abfüllen.
Regt die Durchblutung der Haut um die Augenpartie an.

Anti-Augenringe-Mix
Eine Zitrone auspressen und zum Saft die gleiche Menge Olivenöl
zufügen. Vor dem Schlafengehen vorsichtig um das Auge herum
auftragen. (Nichts ins Auge kommen lassen) regelmäßig angewendet
kann man nach 14 Tagen einen Effekt erkennen.

Schnelle Augenringe Maske
Den Anti-Augenringe-Mix (vorheriger Tipp) mit etwas Magerquark
vermischen und alles 15 Minuten einwirken lassen.

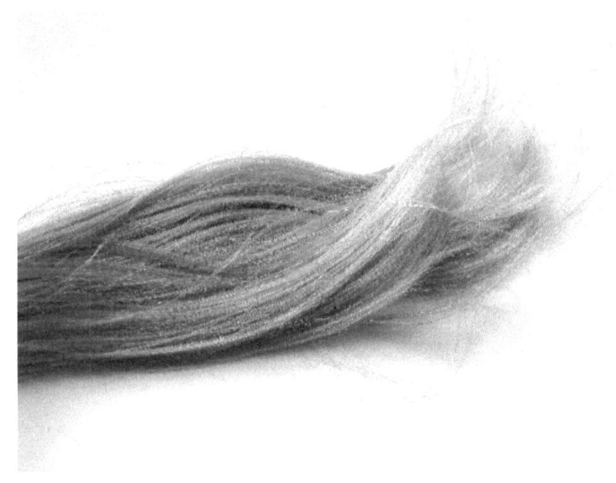

Für die Haare

HAARKUREN

Heilerde
2 EL Heilerde mit etwas Wasser vermischen, auf dem Haar verteilen und 20 min einwirken lassen, gut ausspülen (glänzendes, volles Haar)

Traubenkernöl
1 Eigelb und 3 EL Traubenkernöl vermischen, nach dem Waschen auf die Haare auftragen, mit Handtuch abdecken, 30 min einwirken lassen, gründlich ausspülen, nochmals auswaschen,
- macht die Haare weich und geschmeidig

Kaffee
- für dunkle Haare,

warmen Kaffee ins trockene Haar massieren und nach 20 min ohne Shampoo auswaschen
- Haar wird glänzend und schön weich

Sahne-Kur
- für stark belastetes Haar

3 EL Sahne mit 1 TL Distelöl und 1 TL Zitronensaft mischen und ins Haar einmassieren, kurz einwirken lassen und gut ausspülen,

Ei-Öl-Kur

- für trockenes Haar

1 oder zwei Eigelb mit 1 EL Olivenöl verrühren und auf das Haar auftragen, etwa ½ Stunde einwirken lassen, dann gut ausspülen

Zitronenkur

- bei fettigem Haar

1 Zitrone auspressen und den Saft im Haar verteilen, nach 15 min gut ausspülen

Bier-Ei-Kur

- bei dünnem Haar

20 ml Bier und 1 oder 2 Eigelb vermischen, auf dem Haar verteilen, 15 min einwirken lassen, gut ausspülen

Anti-Spliss-Kur

1 Teelöffel Honig, 2 Esslöffel Öl und ein Ei verrühren und auftragen.. Nach 30 Minuten ausspülen und das Haar mit einem milden Shampoo waschen.

HAAR-SPÜLUNG

- Haare nach dem waschen spülen und nicht auswaschen

Tee-Spülung für dunkle Haare

Schwarztee für ungefähr 2 Tassen aufbrühen und 15 min ziehen lassen, lauwarm als Spülung benutzen, macht Glanz und intensive Farbe

Kamillentee-Spülung für blonde Haare

wie Tee-Spülung mit Schwarztee, nur für Blond

Birkenblätter-Spülung

- Frühjahrskur für Haare und Kopfhaut

2 EL Birkenblätter mit ½ l Wasser aufbrühen, mind. 10 min ziehen lassen, dann abseihen und lauwarm als Spülung benutzen,

- nicht für weißblonde Haare, könnten sich grünlich verfärben?

Thymian-Spülung
- für trockenes Haar, macht es glänzend

2 EL Thymian mit ½ Liter Wasser aufgießen, 10 min ziehen lassen, abseihen, Haare nach dem Waschen spülen,

Brennnessel-Haarwasser
- bei Schuppen und Haarausfall

50 g kleingeschnittene Brennnesselwurzeln und –blätter mit 15 g geschnittenen Salbeiblättern in =,5 Litern Apfelessig in ein Flasche geben und 3 Wochen stehen lassen, öfter schütteln, abseihen und in eine dunkle Flaschen füllen
- ist 1 Jahr haltbar
- pur oder mit Wasser verdünnt auf Kopfhaut einmassieren und ½ Stunde einwirken lassen, dann ausspülen

HAARFESTIGER
- für bessere Kämmbarkeit und guten Halt, wird nicht ausgespült

Bier

nach dem Waschen Haare mit Bier spülen, Geruch verfliegt beim Trocknen

Zitronen-Festiger
- für blondes Haar

1 Zitrone auspressen, mit 1 Tasse Wasser und etwas Bier mischen, Haare nach dem Waschen spülen

Schwarzer-Tee-Festiger
- für dunkles Haar

1 Tasse schwarzer Tee, 1 ½ Tl Zucker, 1 Spritzer Essig, nach dem Waschen spülen

Haarwachs

20-25 g Kokosöl und 4 g Bienenwachs im Wasserbad erwärmen. Wenn alles geschmolzen ist in ein leeres, falches Schraubglas gießen und mehrere Stunden aushärten lassen.

HAARÖL

Klettenwurzelöl
1 Handvoll getrocknete, klein geschnittene Wurzeln der Klette mi ½ l Ölivenöl übergießen, 3 Wochen stehen lassen, immer wieder schütteln, danach abfiltern, auf Kopfhaut und Haar auftragen, 10 min einwirken lassen, gründlich auswaschen
* oder einfach in der Apotheke kaufen

Für die Zähne und den Mund

Ingwer-Zahnpasta
Je einen Teelöffel geriebenen Ingwer, frische Pfefferminzblätter und zwei Esslöffel Wasser mit einem Pürierstab fein zerkleinern und urch ein Haarsieb gießen. Flüssigkeit mit 2 Esslöffel feine Heilerde verrühren und im Kühlschrank aufbewahren.

Kokos-Zahnpasta
Etwa 4-5 Esslöffel Kokosfett schmelzen und mit 2-3 Esslöffel Natron vermischen. Dazu noch einige Tropfen Pfefferminzöl geben. Während des Erkaltens immer wieder umrühren um das Trennen zu vermeiden.

Rosmarin-Mundspülung
Einen halben Liter stilles Mineralwasser, ein Teelöffel Rosmarinblätter, ein Teelöffel Minzblätter und ein Teelöffel Anissamen zusammen aufkochen und dann abgedeckt auf kleiner Flamme 20 Minuten ziehen lassen. Durch ein Haarsieb oder Filter in ein sauberes Fläschchen oder einen anderen Glasbehälter füllen.

Salbei Mundspülung
Einen halben Teelöffel frischer Salbeiblätter mit einer Messerspitze Meersalz in einem halben Liter stillem Mineralwasser zum Kochen bringen. Danach abdecken, 15 Minuten ziehen lassen und anschließend durch ein feines Sieb abfüllen.

Orientalische Mundspülung
In ein Schraubglas auf einen halben Liter stilles Mineralwasser eine Prise Meersalz gegeben. Danach vier Tropfen ätherisches Nelkenöl und ein oder zwei Zimtstangen hinzugeben. Alles gut verschließen, schütteln und vor dem ersten Benutzen 2 Tage ziehen lassen.

Schnelle Natron Mundspülung
Einen Teelöffel Natron (kein Backpulver) in ein Glas Wasser gegeben und fertig ist die Mundspülung.

Minze-Mundspülung

1 reichliche Handvoll Minzblätter, einige Rosenblätter und einige Kaffeebohnen in kochendes Wasser geben und kurz aufwallen lassen. Bis zum Abkühlen ziehen lassen und dann filtern.

Nelken-Mundspülung

200 ml Wasser aufkochen und darin 10 Gewürznelken ziehen lassen. Nach dem Abkühlen abfüllen. Ist antiseptisch und verhindert schlechten Atem.

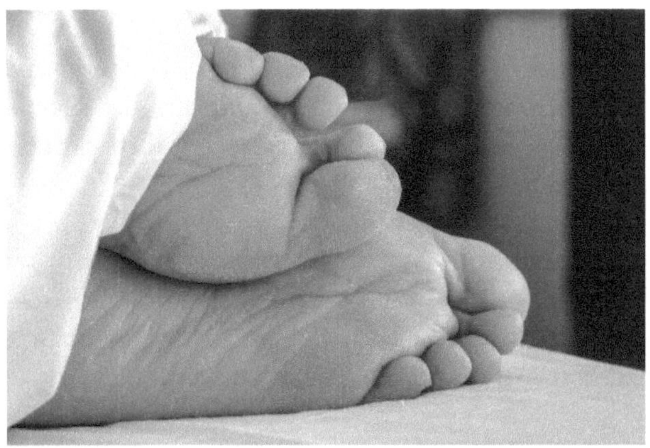

Für die Füße

Fußpeeling
1 Tasse Meersalz mit einem Spritzer Zitronensaft, etwas Pflanzenöl und klein gehackter Pfefferminze vermischen

Salzsocken
3 bis 5 Teelöffel Meersalz mit 1 Liter warmen Wasser mischen, Baumwollsocken in der Sole tränken, auswringen, anziehen und ½ Stunde ruhen,
anschließend die Füße gut ausspülen
* Ich habe geglaubt, dass man davon im Laufe der Zeit (1/2 Stunde) kalte Füße bekommt, bare das war nicht der Fall. Sie fühlten sich die ganze Zeit über warm an. Als ich die Socken dann auszog, stellte ich erstaunt fest, dass meine Füße sich von "außen" kalt anfühlten, von „innen" aber warm waren.

Rosmarin-Milch-Bad
2 Liter Wasser mit einem Zweig Rosmarin aufkochen, 1 Liter Milch dazu, Füße mindestens 5 min baden
* verleiht zarte Füße, vertreibt Fußgeruch

Thymian-Fußbad
1 Handvoll Thymian mit ½ Liter kochenden Wasser übergießen, 15 Minuten ziehen lassen, abseihen und dann dem Fußbad zusetzen
* hilft bei Fußgeruch

Anti-Fußpilz-Bad

6 Beutel schwarzen Tee mit einem Liter kochendem Wasser aufgießen und 15 Minuten zeihen lassen. Danach die 15 ebenfalls 15 Minuten ins Teewasser stellen. Füße danach gut abtrocknen, da Pilze Nässe lieben.

Fußbad gegen Hornhaut

In warmen Wasser ca. 10 – 15 Tropfen Teebaumöl auflösen und die Füße mindestens 15 Minuten baden. Dann die Hornhaut mit dem Bimsstein entfernen. An mehreren Tagen wiederholen. .

Fußbad bei spröden Füßen

In warmes Wasser 2-3 Teelöffel Honig geben und gut umrühren, bis sich der der Honig verteilt hat. Anschließend die Füße für 15 Minuten ins Wasser legen. (Bei besonders trocknen Füßen kann man auch noch einen Schuss Sahne zugeben.)

Raue Fersen

Die rauen Stellen mindestens eine Woche lang mit Teeblättern (Teeaufguss) reinigen. Hilft auch bei rauen Ellenbogen.

Kernseife-Bad bei Nagelproblemen

Einfach ein Stück Kernseife im warmen Wasser auflösen. Diese unterstützt das Abheilen von Entzündungen

Ingwer-Bad gegen kalte Füße

Ein 4 Zentimeter großes Stück Ingwer kleinschneiden und etwa 20 Minuten in einem halben Liter Wasser sanft köcheln. Durchs Sieb zum warmen Fußbadewasser gießen. Etwa 15 Minuten Füße darin baden.

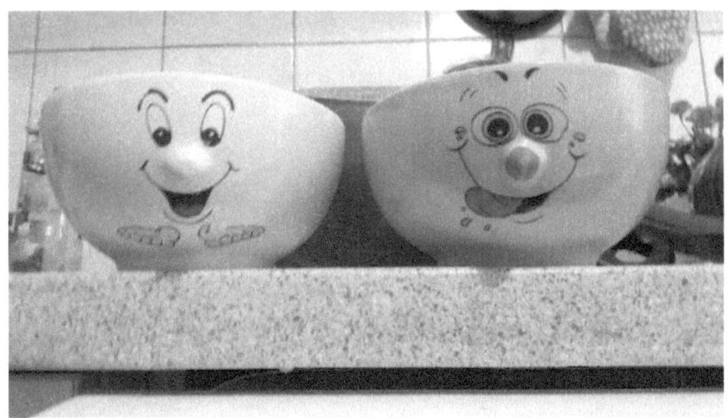

Schönheit von Innen

Energetisiertes Wasser
Trinkwasser in eine Karaffe geben, Kieselsteine oder Rosenquarz-Steine über Nacht dazu legen,
Zusätzlich: Ingwer, Minze oder Salbei für Anteil an ätherischen Ölen

Äpfel
vitaminreich, enthalten viel Silizium und wirken der Hauterschlaffung entgegen

Haferflocken
sorgen für gesundes Haar, kräftige Fingernägel und frische Haut

Petersilie
wirkt hautklärend und macht einen frischen Teint

Sauerkraut (roh und gekocht) wirkt verjüngend
Vitamin B trägt zur Zellgeneration bei
Vitamin A macht die Haut zart und rein

Dunkle Beeren
verbessern die die Elastizität der Haut

Tomaten, Süßkartoffeln, Möhren, Paprika und Brokkoli
schützen durch Karotinoide vor der Sonne, sorgen für ein frisches Aussehen und wirken der Hautalterung entgegen.

Kerne und Nüsse
enthalten das Zellschutzvitamin E und sorgen für glattere Haut.

Eier und Feldsalat
enthalten viel Biotin. Das sorgt für einen kräftigen und schnellen Haarwuchs und hilft bei Hautunreinheiten.

Rucola, Kartoffeln und Mangold
enthalten Vitamine der B-Gruppe wichtig. Die Vitamine B1 und B2 verhindern Brüche in Haaren und Fingernägeln.

Wassermelonen
enthalten viel Citrullin. Diese Aminosäure sorgt dafür, dass Körperzellen weniger Fett speichern.

Dunkle Schokolade
enthält Flavonol (Antioxidativ) und glättet die Haut Es gilt: Je dunkler, desto besser

Leinsamen
enthalten Omega 3-Fettsäuren, die Falten und Hautirritationen reduzieren. Außerdem wirkt er trockener Haut entgegen. Es reicht wenn man sich täglich einen halben Löffel täglich übers Essen streut.

Thunfisch aus der Dose
sorgt mit Selen dafür, dass Haut straff und geschmeidig ist.

.

Sonst noch was?

Ingwerwickel

Bei Nervosität und Erschöpfung

5 EL Frisch geraspelter Ingwer in 150 ml Kochwasser für 10 min quellen lassen, dann 1 Liter heißes Wasser dazu, ein Baumwolltuch darin tränken, gut auswringen und im Bereich der Nieren auflegen, (nach 10 min sollte es recht warm werden) 30 min aufgelegt lassen, dann abnehmen und noch 15 min nachruhen.

Ausreichend Schlaf

Darüber müssen wir jetzt nicht reden, jeder sollte wissen, wie wichtig Schaf für ein gesundes Aussehen ist. Grundsätzlich gilt: Alkohol und wenig Schlaf schaden der Haut

Erholung an der frischen Luft

wie vorher

Sport und Spaß

ebenfalls wie vorher

Fleisch und Wurst beschleunigen die Faltenbildung

Sie enthalten die entzündungsfördernde Arachidonsäure, die in die Zellwänden aller Körperzellen eingebaut wird.

Impressum
Cornelia Wriedt
Hainholz 6
16928 Pritzwalk
www.cornelia-wriedt.de

Covergestaltung: Amazon
Bildquellenangabe: Rainer Sturm / pixelio.de
Sonst: eigenes Archiv
ISBN: 9781980597360
Imprint: Independently published

Autorenbiografie:

Cornelia Wriedt wurde 1962 in Leisnig/Sachsen als Tochter eines Försters geboren. Nach der Berufsausbildung als Keramtechniker mit Abitur versuchte sie sich in verschiedenen Berufen. Später schulte sie zur Garten- und Landschaftsgestalterin um und arbeitete etliche Zeit in einer Baumschule. Danach folgten Ausbildungen im Computer-Bereich sowie in Feng Shui, Geomantie und Qigong. Einige Jahre war sie in der Erwachsenenbildung tätig. Dort hat sie nicht nur Wissen vermittelt, sondern auch erfahren, welche Probleme und Wünsche viele Menschen mit sich herumtragen. Daraus entstand der Gedanke, ihren Kindheitswunsch aufzugreifen und Bücher zu schreiben. Zuerst entstanden Ratgeber zu den verschiedensten Themen. Inzwischen veröffentlichte sie ihren erste Roman, der in der Prignitz spielt, wo die Autorin heute mit ihrer Familie und etlichen Tieren lebt. Weitere Bände und auch anderweitige Ratgeber sind in Arbeit.

Mehr Infos: www.cornelia-wriedt.de
☐

Unter anderem sind bei Amazon als E-Books bzw. Printausgaben erschienen:

Ratgeber & Sachbücher

Zum Geburtstag einen Baum

Ein besonderes Geburtstagsgeschenk lässt sich nicht so einfach finden. Hier kommen Tipps für alle, die eine Vorliebe für Bäume haben. Der keltische Baumkalender bietet jede Menge Geschenkideen für Naturliebhaber und Menschen mit grünen Daumen. Hier finden sich Vorschläge für Gärtner mit großen Gärten, mit kleinen Gärten oder Balkons, für Bonsai-Liebhaber und für Leute, die keinen Garten haben.

Feng Shui für Einsteiger

Feng Shui ist inzwischen ein Begriff geworden, den fast jeder zumindest schon mal gehört hat. Allerdings geistern viele recht schräge Vorstellungen darüber in den Köpfen herum. Dazu gehören Kristalle, runde Ecken und seltsame chinesische Zeichen. Muss das wirklich immer alles sein? Man kann die Sache mit dem Feng Shui auch viel entspannter angehen. Einer der ersten Schritte wäre beispielsweise seine Wohnung aufzuräumen. In diesem eBook geht es um die ganz praktische Seite des Feng Shui, die man für sich allein erkunden und umsetzen kann. Ganz ohne Hokuspokus oder ein dickes Beraterhonorar zahlen zu müssen.

Kleine Meridiankunde: Für Einsteiger und Neugierige

Nach der Auffassung der traditionellen chinesischen Medizin fließt unsere Lebensenergie in bestimmten Bahnen durch den Körper. Diese werden Meridiane genannt. Wer sich zum ersten Mal diesem Thema nähern will, findet hier einen guten Einstieg.

31 kleine Übungen für den Schulter- und Nackenbereich: die man nahezu überall durchführen kann

Wenn Sie dieses Buch durchblättern, dann brauchen Sie nie wieder zu überlegen, mit welchen Übungen Sie Ihre Verspannungen im Schulter- und Nackenbereich beheben können. Hier finden Sie 31 kleine Übungen, die man problemlos im Büro und auch zuhause durchführen kann. Nur machen müsste man sie noch selbst.

Qigong mit dem Apfelbaum: Ein Erfahrungsbericht
Wer bei der Deutschen Qigong Gesellschaft e.V. eine Ausbildung als TrainerIn macht, der muss nicht nur eine Lehrprobe und eine zweiteilige schriftliche Prüfung absolvieren, sondern auch eine Hausarbeit schreiben.

Als das erste Mal dieses zur Sprache kommt, da bin ich mir sofort sicher: Ich mache etwas über Qi Gong mit Bäumen.

Hier kommt der Bericht, wie es mir dabei ergangen ist.

Als Printausgabe ist auch ein erstes Märchenbuch erschienen.

Es ist nicht alles Gold was glänzt
Endlich ist es so weit; Grimms Märchenfiguren packen die ganze Wahrheit aus. Getreu dem alten Sprichwort: "Wenn Falschheit brennet wie Feuer, so wär' das Holz nicht halb so teuer." wird hier die ganze Wahrheit erzählt. Von wegen garstige Stiefmütter, widerwärtige Zwerge und böse Wölfe! Wer diese Geschichte liest, wird unglaublichen Tatsachen ins Auge blicken. Es war alles ganz anders! Alle Berichte wurden mit Originalzitaten hinterlegt, um ihre Glaubwürdigkeit zu untermauern. Urteilt selbst: Es ist nicht alles Gold, was glänzt. Taschenbuch mit Bonus-Stories aus "die Märchen-Kiste - Neue Geschichten nach alter Art erzählt"